Author_William E. Cullen

Am I a hypochondriac? Or is that a rhetorical question?

100 pages 8.5" x 11" Journal, with a 2019 Calendar and 12 monthly To-do list pages followed by 52 weekly planner pages and then 34 college ruled pages of 32 lines per page.

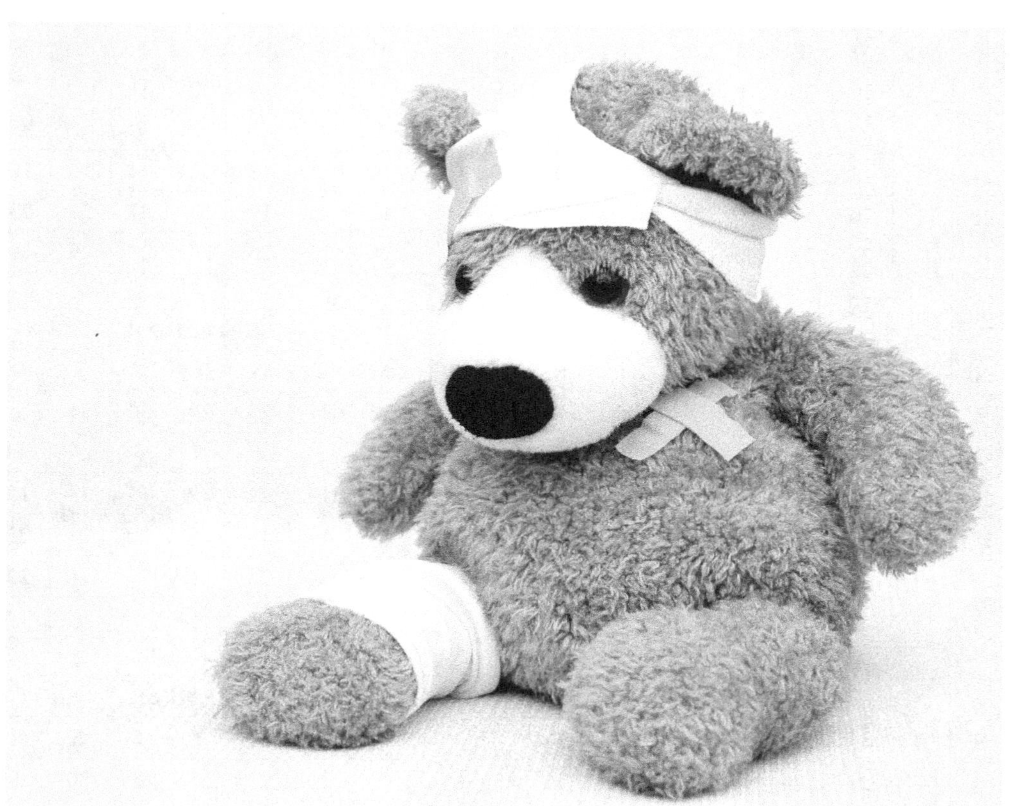

2019

JANUARY

M	T	W	T	F	S	S
31	1	2	3	4	5	6
7	8	9	10	11	12	13
14	15	16	17	18	19	20
21	22	23	24	25	26	27
28	29	30	31			

FEBRUARY

M	T	W	T	F	S	S
28	29	30	31	1	2	3
4	5	6	7	8	9	10
11	12	13	14	15	16	17
18	19	20	21	22	23	24
25	26	27	28			

MARCH

M	T	W	T	F	S	S
25	26	27	28	1	2	3
4	5	6	7	8	9	10
11	12	13	14	15	16	17
18	19	20	21	22	23	24
25	26	27	28	29	30	31

APRIL

M	T	W	T	F	S	S
1	2	3	4	5	6	7
8	9	10	11	12	13	14
15	16	17	18	19	20	21
22	23	24	25	26	27	28
29	30					

MAY

M	T	W	T	F	S	S
29	30	1	2	3	4	5
6	7	8	9	10	11	12
13	14	15	16	17	18	19
20	21	22	23	24	25	26
27	28	29	30	31		

JUNE

M	T	W	T	F	S	S
27	28	29	30	31	1	2
3	4	5	6	7	8	9
10	11	12	13	14	15	16
17	18	19	20	21	22	23
24	25	26	27	28	29	30

JULY

M	T	W	T	F	S	S
1	2	3	4	5	6	7
1	2	3	4	5	6	7
8	9	10	11	12	13	14
16	16	17	18	19	20	21
22	23	24	25	26	27	28
29	30	31				

AUGUST

M	T	W	T	F	S	S
29	30	31	1	2	3	4
5	6	7	8	9	10	11
12	13	14	15	16	17	18
19	20	21	22	23	24	25
26	27	28	29	30	31	

SEPTEMBER

M	T	W	T	F	S	S
26	27	28	29	30	31	1
2	3	4	5	6	7	8
9	10	11	12	13	14	15
16	17	18	19	20	21	22
23	24	25	26	27	28	29
30						

OCTOBER

M	T	W	T	F	S	S
30	1	2	3	4	5	6
7	8	9	10	11	12	13
14	15	16	17	18	19	20
21	22	23	24	25	26	27
28	29	30	31			

NOVEMBER

M	T	W	T	F	S	S
28	29	30	31	1	2	3
4	5	6	7	8	9	10
11	12	13	14	15	16	17
18	19	20	21	22	23	24
25	26	27	28	29	30	

DECEMBER

M	T	W	T	F	S	S
25	26	27	28	29	30	1
2	3	4	5	6	7	8
9	10	11	12	13	14	15
16	17	18	19	20	21	22
23	24	25	26	27	28	29
30	31					

January							
To Do	**Date**	**Item 1**	**Item 2**	**Item 3**	**Item 4**	**Item 5**	**Item 6**
☐	**1**						
☐	**2**						
☐	**3**						
☐	**4**						
☐	**5**						
☐	**6**						
☐	**7**						
☐	**8**						
☐	**9**						
☐	**10**						
☐	**11**						
☐	**12**						
☐	**13**						
☐	**14**						
☐	**15**						
☐	**16**						
☐	**17**						
☐	**18**						
☐	**19**						
☐	**20**						
☐	**21**						
☐	**22**						
☐	**23**						
☐	**24**						
☐	**25**						
☐	**26**						
☐	**27**						
☐	**28**						
☐	**29**						
☐	**30**						
☐	**31**						

February							
To Do	Date	Item 1	Item 2	Item 3	Item 4	Item 5	Item 6
☐	1						
☐	2						
☐	3						
☐	4						
☐	5						
☐	6						
☐	7						
☐	8						
☐	9						
☐	10						
☐	11						
☐	12						
☐	13						
☐	14						
☐	15						
☐	16						
☐	17						
☐	18						
☐	19						
☐	20						
☐	21						
☐	22						
☐	23						
☐	24						
☐	25						
☐	26						
☐	27						
☐	28						

To Do	Date	Item 1	Item 2	Item 3	Item 4	Item 5	Item 6
☐	1						
☐	2						
☐	3						
☐	4						
☐	5						
☐	6						
☐	7						
☐	8						
☐	9						
☐	10						
☐	11						
☐	12						
☐	13						
☐	14						
☐	15						
☐	16						
☐	17						
☐	18						
☐	19						
☐	20						
☐	21						
☐	22						
☐	23						
☐	24						
☐	25						
☐	26						
☐	27						
☐	28						
☐	29						
☐	30						
☐	31						

<table>
<thead>
<tr><th colspan="8" align="center">April</th></tr>
<tr><th>To Do</th><th>Date</th><th>Item 1</th><th>Item 2</th><th>Item 3</th><th>Item 4</th><th>Item 5</th><th>Item 6</th></tr>
</thead>
<tbody>
<tr><td>☐</td><td>1</td><td></td><td></td><td></td><td></td><td></td><td></td></tr>
<tr><td>☐</td><td>2</td><td></td><td></td><td></td><td></td><td></td><td></td></tr>
<tr><td>☐</td><td>3</td><td></td><td></td><td></td><td></td><td></td><td></td></tr>
<tr><td>☐</td><td>4</td><td></td><td></td><td></td><td></td><td></td><td></td></tr>
<tr><td>☐</td><td>5</td><td></td><td></td><td></td><td></td><td></td><td></td></tr>
<tr><td>☐</td><td>6</td><td></td><td></td><td></td><td></td><td></td><td></td></tr>
<tr><td>☐</td><td>7</td><td></td><td></td><td></td><td></td><td></td><td></td></tr>
<tr><td>☐</td><td>8</td><td></td><td></td><td></td><td></td><td></td><td></td></tr>
<tr><td>☐</td><td>9</td><td></td><td></td><td></td><td></td><td></td><td></td></tr>
<tr><td>☐</td><td>10</td><td></td><td></td><td></td><td></td><td></td><td></td></tr>
<tr><td>☐</td><td>11</td><td></td><td></td><td></td><td></td><td></td><td></td></tr>
<tr><td>☐</td><td>12</td><td></td><td></td><td></td><td></td><td></td><td></td></tr>
<tr><td>☐</td><td>13</td><td></td><td></td><td></td><td></td><td></td><td></td></tr>
<tr><td>☐</td><td>14</td><td></td><td></td><td></td><td></td><td></td><td></td></tr>
<tr><td>☐</td><td>15</td><td></td><td></td><td></td><td></td><td></td><td></td></tr>
<tr><td>☐</td><td>16</td><td></td><td></td><td></td><td></td><td></td><td></td></tr>
<tr><td>☐</td><td>17</td><td></td><td></td><td></td><td></td><td></td><td></td></tr>
<tr><td>☐</td><td>18</td><td></td><td></td><td></td><td></td><td></td><td></td></tr>
<tr><td>☐</td><td>19</td><td></td><td></td><td></td><td></td><td></td><td></td></tr>
<tr><td>☐</td><td>20</td><td></td><td></td><td></td><td></td><td></td><td></td></tr>
<tr><td>☐</td><td>21</td><td></td><td></td><td></td><td></td><td></td><td></td></tr>
<tr><td>☐</td><td>22</td><td></td><td></td><td></td><td></td><td></td><td></td></tr>
<tr><td>☐</td><td>23</td><td></td><td></td><td></td><td></td><td></td><td></td></tr>
<tr><td>☐</td><td>24</td><td></td><td></td><td></td><td></td><td></td><td></td></tr>
<tr><td>☐</td><td>25</td><td></td><td></td><td></td><td></td><td></td><td></td></tr>
<tr><td>☐</td><td>26</td><td></td><td></td><td></td><td></td><td></td><td></td></tr>
<tr><td>☐</td><td>27</td><td></td><td></td><td></td><td></td><td></td><td></td></tr>
<tr><td>☐</td><td>28</td><td></td><td></td><td></td><td></td><td></td><td></td></tr>
<tr><td>☐</td><td>29</td><td></td><td></td><td></td><td></td><td></td><td></td></tr>
<tr><td>☐</td><td>30</td><td></td><td></td><td></td><td></td><td></td><td></td></tr>
</tbody>
</table>

<table>
<tr><td colspan="8" align="center">May</td></tr>
<tr><th>To Do</th><th>Date</th><th>Item 1</th><th>Item 2</th><th>Item 3</th><th>Item 4</th><th>Item 5</th><th>Item 6</th></tr>
<tr><td>☐</td><td>1</td><td></td><td></td><td></td><td></td><td></td><td></td></tr>
<tr><td>☐</td><td>2</td><td></td><td></td><td></td><td></td><td></td><td></td></tr>
<tr><td>☐</td><td>3</td><td></td><td></td><td></td><td></td><td></td><td></td></tr>
<tr><td>☐</td><td>4</td><td></td><td></td><td></td><td></td><td></td><td></td></tr>
<tr><td>☐</td><td>5</td><td></td><td></td><td></td><td></td><td></td><td></td></tr>
<tr><td>☐</td><td>6</td><td></td><td></td><td></td><td></td><td></td><td></td></tr>
<tr><td>☐</td><td>7</td><td></td><td></td><td></td><td></td><td></td><td></td></tr>
<tr><td>☐</td><td>8</td><td></td><td></td><td></td><td></td><td></td><td></td></tr>
<tr><td>☐</td><td>9</td><td></td><td></td><td></td><td></td><td></td><td></td></tr>
<tr><td>☐</td><td>10</td><td></td><td></td><td></td><td></td><td></td><td></td></tr>
<tr><td>☐</td><td>11</td><td></td><td></td><td></td><td></td><td></td><td></td></tr>
<tr><td>☐</td><td>12</td><td></td><td></td><td></td><td></td><td></td><td></td></tr>
<tr><td>☐</td><td>13</td><td></td><td></td><td></td><td></td><td></td><td></td></tr>
<tr><td>☐</td><td>14</td><td></td><td></td><td></td><td></td><td></td><td></td></tr>
<tr><td>☐</td><td>15</td><td></td><td></td><td></td><td></td><td></td><td></td></tr>
<tr><td>☐</td><td>16</td><td></td><td></td><td></td><td></td><td></td><td></td></tr>
<tr><td>☐</td><td>17</td><td></td><td></td><td></td><td></td><td></td><td></td></tr>
<tr><td>☐</td><td>18</td><td></td><td></td><td></td><td></td><td></td><td></td></tr>
<tr><td>☐</td><td>19</td><td></td><td></td><td></td><td></td><td></td><td></td></tr>
<tr><td>☐</td><td>20</td><td></td><td></td><td></td><td></td><td></td><td></td></tr>
<tr><td>☐</td><td>21</td><td></td><td></td><td></td><td></td><td></td><td></td></tr>
<tr><td>☐</td><td>22</td><td></td><td></td><td></td><td></td><td></td><td></td></tr>
<tr><td>☐</td><td>23</td><td></td><td></td><td></td><td></td><td></td><td></td></tr>
<tr><td>☐</td><td>24</td><td></td><td></td><td></td><td></td><td></td><td></td></tr>
<tr><td>☐</td><td>25</td><td></td><td></td><td></td><td></td><td></td><td></td></tr>
<tr><td>☐</td><td>26</td><td></td><td></td><td></td><td></td><td></td><td></td></tr>
<tr><td>☐</td><td>27</td><td></td><td></td><td></td><td></td><td></td><td></td></tr>
<tr><td>☐</td><td>28</td><td></td><td></td><td></td><td></td><td></td><td></td></tr>
<tr><td>☐</td><td>29</td><td></td><td></td><td></td><td></td><td></td><td></td></tr>
<tr><td>☐</td><td>30</td><td></td><td></td><td></td><td></td><td></td><td></td></tr>
<tr><td>☐</td><td>31</td><td></td><td></td><td></td><td></td><td></td><td></td></tr>
</table>

June							
To Do	**Date**	**Item 1**	**Item 2**	**Item 3**	**Item 4**	**Item 5**	**Item 6**
☐	**1**						
☐	**2**						
☐	**3**						
☐	**4**						
☐	**5**						
☐	**6**						
☐	**7**						
☐	**8**						
☐	**9**						
☐	**10**						
☐	**11**						
☐	**12**						
☐	**13**						
☐	**14**						
☐	**15**						
☐	**16**						
☐	**17**						
☐	**18**						
☐	**19**						
☐	**20**						
☐	**21**						
☐	**22**						
☐	**23**						
☐	**24**						
☐	**25**						
☐	**26**						
☐	**27**						
☐	**28**						
☐	**29**						
☐	**30**						

July							
To Do	**Date**	**Item 1**	**Item 2**	**Item 3**	**Item 4**	**Item 5**	**Item 6**
☐	1						
☐	2						
☐	3						
☐	4						
☐	5						
☐	6						
☐	7						
☐	8						
☐	9						
☐	10						
☐	11						
☐	12						
☐	13						
☐	14						
☐	15						
☐	16						
☐	17						
☐	18						
☐	19						
☐	20						
☐	21						
☐	22						
☐	23						
☐	24						
☐	25						
☐	26						
☐	27						
☐	28						
☐	29						
☐	30						
☐	31						

August							
To Do	**Date**	**Item 1**	**Item 2**	**Item 3**	**Item 4**	**Item 5**	**Item 6**
☐	1						
☐	2						
☐	3						
☐	4						
☐	5						
☐	6						
☐	7						
☐	8						
☐	9						
☐	10						
☐	11						
☐	12						
☐	13						
☐	14						
☐	15						
☐	16						
☐	17						
☐	18						
☐	19						
☐	20						
☐	21						
☐	22						
☐	23						
☐	24						
☐	25						
☐	26						
☐	27						
☐	28						
☐	29						
☐	30						
☐	31						

September							
To Do	**Date**	**Item 1**	**Item 2**	**Item 3**	**Item 4**	**Item 5**	**Item 6**
☐	1						
☐	2						
☐	3						
☐	4						
☐	5						
☐	6						
☐	7						
☐	8						
☐	9						
☐	10						
☐	11						
☐	12						
☐	13						
☐	14						
☐	15						
☐	16						
☐	17						
☐	18						
☐	19						
☐	20						
☐	21						
☐	22						
☐	23						
☐	24						
☐	25						
☐	26						
☐	27						
☐	28						
☐	29						
☐	30						

October							
To Do	**Date**	**Item 1**	**Item 2**	**Item 3**	**Item 4**	**Item 5**	**Item 6**
☐	**1**						
☐	**2**						
☐	**3**						
☐	**4**						
☐	**5**						
☐	**6**						
☐	**7**						
☐	**8**						
☐	**9**						
☐	**10**						
☐	**11**						
☐	**12**						
☐	**13**						
☐	**14**						
☐	**15**						
☐	**16**						
☐	**17**						
☐	**18**						
☐	**19**						
☐	**20**						
☐	**21**						
☐	**22**						
☐	**23**						
☐	**24**						
☐	**25**						
☐	**26**						
☐	**27**						
☐	**28**						
☐	**29**						
☐	**30**						
☐	**31**						

November							
To Do	Date	Item 1	Item 2	Item 3	Item 4	Item 5	Item 6
☐	1						
☐	2						
☐	3						
☐	4						
☐	5						
☐	6						
☐	7						
☐	8						
☐	9						
☐	10						
☐	11						
☐	12						
☐	13						
☐	14						
☐	15						
☐	16						
☐	17						
☐	18						
☐	19						
☐	20						
☐	21						
☐	22						
☐	23						
☐	24						
☐	25						
☐	26						
☐	27						
☐	28						
☐	29						
☐	30						

December							
To Do	Date	Item 1	Item 2	Item 3	Item 4	Item 5	Item 6
☐	1						
☐	2						
☐	3						
☐	4						
☐	5						
☐	6						
☐	7						
☐	8						
☐	9						
☐	10						
☐	11						
☐	12						
☐	13						
☐	14						
☐	15						
☐	16						
☐	17						
☐	18						
☐	19						
☐	20						
☐	21						
☐	22						
☐	23						
☐	24						
☐	25						
☐	26						
☐	27						
☐	28						
☐	29						
☐	30						
☐	31						

Weekly Planner 1	Items
Monday	
Tuesday	
Wednesday	
Thursday	
Friday	
Saturday	
Sunday	

Weekly Planner 2	Items
Monday	
Tuesday	
Wednesday	
Thursday	
Friday	
Saturday	
Sunday	

Weekly Planner 3	Items
Monday	
Tuesday	
Wednesday	
Thursday	
Friday	
Saturday	
Sunday	

Weekly Planner 4	Items
Monday	
Tuesday	
Wednesday	
Thursday	
Friday	
Saturday	
Sunday	

Weekly Planner 5	Items
Monday	
Tuesday	
Wednesday	
Thursday	
Friday	
Saturday	
Sunday	

Weekly Planner 6	Items
Monday	
Tuesday	
Wednesday	
Thursday	
Friday	
Saturday	
Sunday	

Weekly Planner 7	Items
Monday	
Tuesday	
Wednesday	
Thursday	
Friday	
Saturday	
Sunday	

Weekly Planner 8	Items
Monday	
Tuesday	
Wednesday	
Thursday	
Friday	
Saturday	
Sunday	

Weekly Planner 9	Items
Monday	
Tuesday	
Wednesday	
Thursday	
Friday	
Saturday	
Sunday	

Weekly Planner 10	Items
Monday	
Tuesday	
Wednesday	
Thursday	
Friday	
Saturday	
Sunday	

Weekly Planner 11	Items
Monday	
Tuesday	
Wednesday	
Thursday	
Friday	
Saturday	
Sunday	

Weekly Planner 12	Items
Monday	
Tuesday	
Wednesday	
Thursday	
Friday	
Saturday	
Sunday	

Weekly Planner 13	Items
Monday	
Tuesday	
Wednesday	
Thursday	
Friday	
Saturday	
Sunday	

Weekly Planner 14	Items
Monday	
Tuesday	
Wednesday	
Thursday	
Friday	
Saturday	
Sunday	

Weekly Planner 15	Items
Monday	
Tuesday	
Wednesday	
Thursday	
Friday	
Saturday	
Sunday	

Weekly Planner 16	**Items**
Monday	
Tuesday	
Wednesday	
Thursday	
Friday	
Saturday	
Sunday	

Weekly Planner 17	Items
Monday	
Tuesday	
Wednesday	
Thursday	
Friday	
Saturday	
Sunday	

Weekly Planner 18	**Items**
Monday	
Tuesday	
Wednesday	
Thursday	
Friday	
Saturday	
Sunday	

Weekly Planner 19	Items
Monday	
Tuesday	
Wednesday	
Thursday	
Friday	
Saturday	
Sunday	

Weekly Planner 20	**Items**
Monday	
Tuesday	
Wednesday	
Thursday	
Friday	
Saturday	
Sunday	

Weekly Planner 21	Items
Monday	
Tuesday	
Wednesday	
Thursday	
Friday	
Saturday	
Sunday	

Weekly Planner 22	Items
Monday	
Tuesday	
Wednesday	
Thursday	
Friday	
Saturday	
Sunday	

Weekly Planner 23	Items
Monday	
Tuesday	
Wednesday	
Thursday	
Friday	
Saturday	
Sunday	

Weekly Planner 24	Items
Monday	
Tuesday	
Wednesday	
Thursday	
Friday	
Saturday	
Sunday	

Weekly Planner 25	Items
Monday	
Tuesday	
Wednesday	
Thursday	
Friday	
Saturday	
Sunday	

Weekly Planner 26	Items
Monday	
Tuesday	
Wednesday	
Thursday	
Friday	
Saturday	
Sunday	

Weekly Planner 27	**Items**
Monday	
Tuesday	
Wednesday	
Thursday	
Friday	
Saturday	
Sunday	

Weekly Planner 28	Items
Monday	
Tuesday	
Wednesday	
Thursday	
Friday	
Saturday	
Sunday	

Weekly Planner 29	Items
Monday	
Tuesday	
Wednesday	
Thursday	
Friday	
Saturday	
Sunday	

Weekly Planner 30	Items
Monday	
Tuesday	
Wednesday	
Thursday	
Friday	
Saturday	
Sunday	

Weekly Planner 31	Items
Monday	
Tuesday	
Wednesday	
Thursday	
Friday	
Saturday	
Sunday	

Weekly Planner 32	**Items**
Monday	
Tuesday	
Wednesday	
Thursday	
Friday	
Saturday	
Sunday	

Weekly Planner 33	Items
Monday	
Tuesday	
Wednesday	
Thursday	
Friday	
Saturday	
Sunday	

Weekly Planner 34	Items
Monday	
Tuesday	
Wednesday	
Thursday	
Friday	
Saturday	
Sunday	

Weekly Planner 35	Items
Monday	
Tuesday	
Wednesday	
Thursday	
Friday	
Saturday	
Sunday	

Weekly Planner 36	**Items**
Monday	
Tuesday	
Wednesday	
Thursday	
Friday	
Saturday	
Sunday	

Weekly Planner 37	Items
Monday	
Tuesday	
Wednesday	
Thursday	
Friday	
Saturday	
Sunday	

Weekly Planner 38	Items
Monday	
Tuesday	
Wednesday	
Thursday	
Friday	
Saturday	
Sunday	

Weekly Planner 39	Items
Monday	
Tuesday	
Wednesday	
Thursday	
Friday	
Saturday	
Sunday	

Weekly Planner 40	Items
Monday	
Tuesday	
Wednesday	
Thursday	
Friday	
Saturday	
Sunday	

Weekly Planner 41	Items
Monday	
Tuesday	
Wednesday	
Thursday	
Friday	
Saturday	
Sunday	

Weekly Planner 42	Items
Monday	
Tuesday	
Wednesday	
Thursday	
Friday	
Saturday	
Sunday	

Weekly Planner 43	Items
Monday	
Tuesday	
Wednesday	
Thursday	
Friday	
Saturday	
Sunday	

Weekly Planner 44	Items
Monday	
Tuesday	
Wednesday	
Thursday	
Friday	
Saturday	
Sunday	

Weekly Planner 45	Items
Monday	
Tuesday	
Wednesday	
Thursday	
Friday	
Saturday	
Sunday	

Weekly Planner 46	Items
Monday	
Tuesday	
Wednesday	
Thursday	
Friday	
Saturday	
Sunday	

Weekly Planner 47	Items
Monday	
Tuesday	
Wednesday	
Thursday	
Friday	
Saturday	
Sunday	

Weekly Planner 48	Items
Monday	
Tuesday	
Wednesday	
Thursday	
Friday	
Saturday	
Sunday	

Weekly Planner 49	Items
Monday	
Tuesday	
Wednesday	
Thursday	
Friday	
Saturday	
Sunday	

Weekly Planner 50	**Items**
Monday	
Tuesday	
Wednesday	
Thursday	
Friday	
Saturday	
Sunday	

Weekly Planner 51	Items
Monday	
Tuesday	
Wednesday	
Thursday	
Friday	
Saturday	
Sunday	

Weekly Planner 52	**Items**
Monday	
Tuesday	
Wednesday	
Thursday	
Friday	
Saturday	
Sunday